ASSOCIATION FRANÇAISE

POUR

L'AVANCEMENT DES SCIENCES

CONGRÈS DE PARIS

1878

M ______________________________

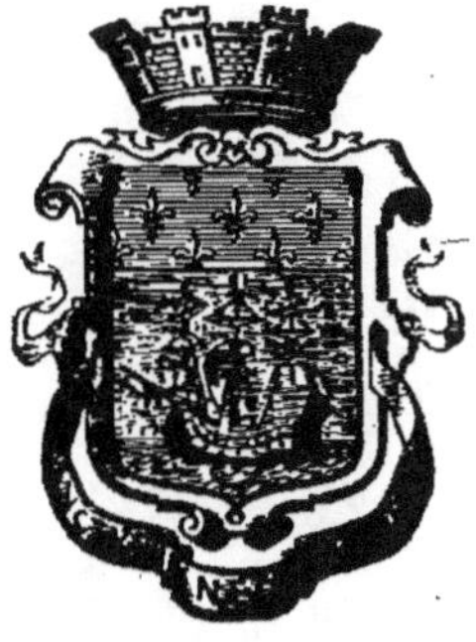

PARIS

AU SECRÉTARIAT DE L'ASSOCIATION

76, rue de Rennes.

ASSOCIATION FRANÇAISE

POUR L'AVANCEMENT DES SCIENCES

Congrès de Paris. 1878.

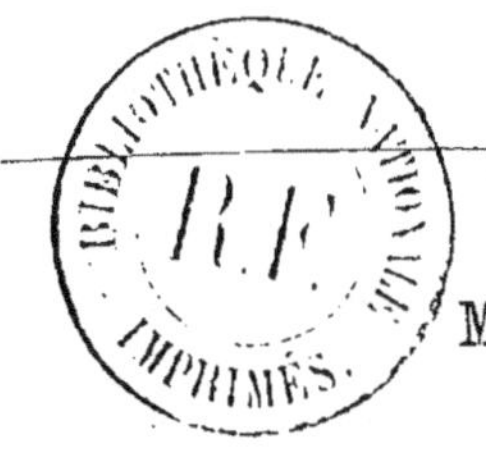

M. E. LANDOWSKI

SUR L'ACCLIMATEMENT EN ALGÉRIE

— *Séance du 24 août 1878.* —

Nous pouvons déjà établir, d'après les données de la science anthropologique, les bases de l'acclimatation en Algérie.

Cette grande et belle contrée de l'Afrique septentrionale paraissait pendant longtemps rebelle à l'acclimatement des Européens. Les Romains, qui ont su et pu latiniser la moitié de l'Europe, ne sont pas parvenus à laisser de traces de leur longue domination là-bas, et à l'exception des nombreuses ruines, seuls vestiges des cités florissantes qu'ils avaient fondées, ils n'ont pu perpétuer ni leur race, ni leur langue, ni leurs mœurs, sur la côte africaine.

L'Afrique du nord, pour les races blanches, ne paraissait hospitalière qu'à deux types, les Berbères et les Sémites. Ces deux races se sont répandues facilement et peuvent être considérées aujourd'hui comme les populations les plus anciennes. Ce sont elles qui ont donné les Kabyles et les Maures, qui ont joué un rôle si important et si grandiose dans l'histoire de l'Espagne jusqu'au xvi° siècle.

Actuellement la population indigène de l'Algérie se compose de quatre types, savoir :

1° Les Berbères, Kbaïls ou Kabyles, race autochthone d'Algérie ;

2° Race sémite composée de deux types : Arabes et Juifs ;

3° Kourour'lis, métis des Turcs et des Arabes qui sont peu nombreux ;

4° Les Maures, métis des Arabes et des Kabyles.

Les Aryens prenaient difficilement racine en Algérie au commencement de la conquête française, excepté les Espagnols et les Maltais, que, du reste, on peut considérer comme métis des Berbères et des Sémites. On a trop appuyé sur cette difficulté d'acclimatement sans

BA

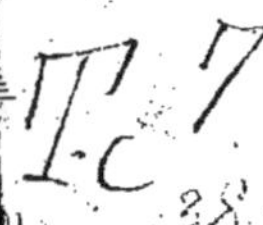

assez tenir compte des causes, et il suffit de rappeler ici les travaux
de M. Boudin qui, avec l'autorité de son nom, a découragé les tentatives d'acclimatation en Algérie par ses appréciations pessimistes,
et malheureusement, les statistiques officielles, pas trop exactes, jusqu'en
1855, ne faisaient que confirmer les idées de M. Boudin.

Ce n'est que depuis 1855 que M. Bertillon nous donne une statistique où la natalité dépasse la mortalité pour l'Européen. Il en résulte
que, grâce aux travaux d'assainissement qui ont supprimé la cause principale de la mortalité des Européens, l'influence palustre, grâce à l'aug-
mentation du bien-être et à l'observation de mesures hygiéniques, la
mortalité a sensiblement diminué. Ce résultat, si consolant déjà, qui
démontre qu'on peut aujourd'hui garantir le séjour des Européens sous
le climat algérien, nous permet de déduire que les races transportée
d'Europe en Afrique pourront former dans l'avenir une population indigène en progressant rapidement.

Tout en constatant ce fait si favorable pour l'avenir de notre belle
colonie et tout en étant sous l'inspiration des travaux de MM. Broca
de Quatrefages et Bertillon, sur l'acclimatement des races humaines
il me paraît que la colonisation, qui n'est qu'une acclimatation en
grand, doit être secondée ici par le petit acclimatement, autrement di
par l'extension et le métissage.

L'extension peut se faire ici par les races voisines de l'Afrique, tel
que les Espagnols du sud, les Basques, les Maltais et les Italiens. Il es
démontré que ces populations se trouvent mieux en Afrique même qu
dans leur pays natal, vu que la natalité chez ces races est de beaucou
supérieure à la mortalité en Afrique que dans leur patrie. Leur fécon
dité augmente et leur activité et leur vigueur ne souffrent aucunemen

Pour les Français, les conditions ne sont pas tout à fait les même
Leur fécondité diminue et les enfants ne présentent pas des types aus
vigoureux pouvant faire présager un rapide accroissement de la race.

Donc, si on veut avoir une population française indigène, il me sen
ble indispensable d'appliquer ici la loi parfaitement définie et constate
dans toutes les migrations et évolutions des races humaines, admirabl
ment résumée par M. Bertillon dans les propositions suivantes :

Que tout mouvement migratoire en marche séculaire, résulta
plutôt de l'extension des populations de proche en proche, aboutit ce
tainement à l'acclimatement, quelque loin qu'il s'étende (migration ind
européenne).

Que les croisements avec les races aborigènes, s'ils sont eugénésique
favorisent et accélèrent sans doute l'acclimatement, tandis que la séle
tion séculaire qui les suit le consolide.

En un mot, comme précepte d'acclimatation, les innombrables exp riences de nos ancêtres concluent à s'en tenir au petit acclimatement et à l'assurer encore par le croisement avec les aborigènes.

C'est sur ce dernier point surtout qu'il me paraît indispensable d'insister. La nécessité du croisement avec les indigènes est innée depuis un temps immémorial chez tous les peuples en voie d'extension et possédant les éléments de vitalité supérieure. Voici un exemple frappant d'une race qui se développe partout depuis l'extrême nord jusqu'en l'Inde, depuis les vallées de Cachemire jusqu'en Amérique, se multipliant partout et progressant par sa fécondité. Je veux parler des Juifs qui se trouvent en Afrique et en Algérie en grand nombre et qui y sont parfaitement acclimatés. Eh bien, cette race, qu'on se plaît encore à regarder comme une race pure, est cependant le résultat de métissages permanents, surtout dans les premières phases de leur existence historique. Ils faisaient l'acclimatement par extension et surtout par croisements incessants. Ainsi l'Exode nous apprend que l'Eternel ordonna aux Juifs d'exterminer toujours les mâles du peuple qu'ils avaient conquis, n'épargnant ni les enfants ni les vieillards du sexe masculin, ni même les femme mariées, mais en même temps l'Eternel ordonnait de prendre toutes les filles vierges pour concubines et esclaves. — Il en résultait une génération de métis parfaitement aptes à subir l'influence du milieu, qui recommençaient, dans le cours dé leurs migrations toujours progressives, le même procédé barbare posé comme un dogme religieux émanant de Dieu.

Je crois utile de prendre en sérieuse considération ce croisement permanent des Israélites pendant plus de dix-sept siècles de leur existence en Palestine tout en tenant compte des observations de M. Bertillon qui attribue aussi la facilité de leur acclimatement à la variabilité du climat de la Palestine qui représente dans un périmètre relativement restreint, tous les degrés de température. Les dernières recherches de M. Kopernicki sur les Juifs de la Galicie, au point de vue craniométrique démontrant qu'ils sont là-bas pour la plupart brachycéphales et qu'il y en a beaucoup de blonds, ne font que me confirmer dans l'opinion que c'est dans le mélange des sangs qu'il faut avant tout chercher la cause de leur grande facilité d'acclimatement. Il s'agit donc pour l'Afrique et pour l'Algérie en particulier, au point de vue de son repeuplement, de suivre les indications établies par la science dont la base principale est le croisement. Il va sans dire que le procédé dont se servait Israël, quoique émanant du Ciel, n'est plus applicable aujourd'hui. Loin de moi aussi toute pensée de persécutions systématiques des populations indigènes, sous prétexte de civilisation ou de religion, qui malheureusement est encore à l'ordre du jour chez beaucoup de gouvernements vainqueurs de l'Europe pour se substituer à la place du peuple vaincu. Mais, ce que nous posons comme but, c'est *l'assimilation*, et comme moyen, *le croisement*. Cette nécessité du croisement une fois établie, il faut cher cher les voies et les moyens pour y arriver. Au point de vue anthi pologique, l'eugénisme existant entre les races habitant l'Algérie celles de l'Europe, les seuls obstacles de croisement entre França Arabes et Kabyles consistent : 1° dans la différence de religion; 2° différence de la langue ; 3° la différence de mœurs.

L'obstacle premier, le fanatisme religieux est ici, comme partout d'a leurs, le principal et le plus difficile à surmonter. Les tentatives prosélytisme qui ont échoué jusqu'à présent, échoueront toujours, que toutes les populations indigènes étant monodéistes par excellenc sont convaincues de la supériorité de leurs principes sur tous cei qu'on voudrait leur substituer, qu'ils considèrent comme de l'idolâti à cause du culte des images, des statues, etc., etc.

Le seul moyen pour arriver au but, serait de donner une impulsic sérieuse à l'éducation des enfants indigènes qu'on ferait élever en Franc L'établissement d'un grand nombre d'écoles sur les côtes françaises c la Méditerranée formerait une génération, qui arrachée à l'influence d milieu fanatisant, ennoblie par l'instruction, sachant apprécier les bien faits de la civilisation, deviendrait le premier élément indigène facile manier. D'un autre côté, la quantité d'enfants trouvés en France ei généralement abandonnés dès l'âge de douze ans, envoyés en Algéri et répartis dans les écoles pour y recevoir l'instruction répondant à leur facultés individuelles, avec la connaissance de la langue arabe, forme raient la future souche européenne. Une fois possédant ces deux géné rations de races différentes il serait facile, en dotant les filles, d'établi des ménages dont l'acclimatement aurait été fait d'avance et qui don neraient des métis qui formeraient le commencement d'une race indi gène éminemment française.

Je ne sais pas jusqu'à quel point cette idée mérite votre attention messieurs. mais m'occupant beaucoup de l'Algérie, j'ai toujours été frappé de la séparation tranchée entre la population indigène et les co lons. Il n'y a pas de haine, mais il n'y a pas de rapprochement intime. Cependant ces populations sont beaucoup plus heureuses sous la domi- nation française que lorsqu'elles étaient sous la tyrannie barbare des Turcs et des deys.

La France a fait beaucoup pour les Algériens en les dotant d'une administration juste, honnête et généreuse. Elle a fait plus encore en assainissant le pays et l'enrichissant par la culture et l'industrie. Mais pour pouvoir en profiter il faut une population compacte, durable et véri- tablement française, et le seul moyen d'y arriver est dans le croisement des races.

DISCUSSION.

M. Topinard demande qu'on tienne compte dans l'établissement des colons de l'altitude, afin d'essayer d'obtenir ainsi une plus grande similitude entre le milieu nouveau et le milieu précédent des émigrants. Il insiste sur l'analogie qui existe entre les Berbères et la race de Cro-Magnon, et fait ressortir l'utilité qu'il y aurait à favoriser l'immigration en Algérie des Basques qui représentent souvent cette race préhistorique et qui s'en vont en grand nombre dans l'Amérique du Sud.

M. Bordier répond que l'émigration des Basques est due surtout à leur aversion pour le service militaire. Ce peuple, très-brave cependant, a horreur de la vie de caserne et surtout de l'éloignement des siens; il préfère donc émigrer là où il rencontre d'autres Basques et où il n'est pas astreint à la discipline. Il y a donc là un obstacle sérieux à son immigration en Algérie. L'orateur fait remarquer l'erreur que commet sans cesse le gouvernement français dans ce pays, en confondant les Arabes inassimilables et de race sémitique avec les Kabyles que leurs institutions et surtout leurs caractères anthropologiques rapprochent de nous.

M. de Quatrefages rappelle qu'il a toujours soutenu que l'acclimatement des Européens en Algérie était possible. Il s'appuyait sur l'acclimatement si difficile, et cependant si complet à la fin, des espèces animales d'Europe en Amérique. On a constaté au début de notre occupation de l'Algérie une mortalité terrible chez les enfants, et cependant elle ne fut jamais aussi considérable que la perte d'œufs et de poulets qu'on fit sur le plateau de Bogota quand on y introduisit la poule qui y prospère actuellement. Il est certain cependant que les races du nord sont moins aptes à l'acclimatement que les races du midi; mais nous avons dans notre pays même des régions, en Provence, par exemple, où l'homme du nord de la France périt aussi misérablement qu'en Algérie et où cependant existe une population vivace. La question de l'acclimatement est très-complexe et souvent mal étudiée. Quand des explorateurs arrivent dans un pays lointain, ils se préoccupent souvent peu des conditions hygiéniques de leur établissement, ils ne pénètrent souvent pas dans l'intérieur, ils s'établissent à l'embouchure des fleuves, situation généralement très-malsaine. Quant aux Basques, il faut attendre pour se prononcer. On ignore quelle était la chevelure des gens de l'époque de Cro-Magnon; toutefois, M. Verneau, en ce moment aux Canaries, a écrit récemment qu'il pencherait à croire, d'après des données qu'il produira à son retour, que cette ancienne race aurait été blonde.

M. Chil y Naranjo dit qu'à Cuba, trois races européennes réussissent seulement, les Catalans qui demeurent négociants, les Basques et les Canariens qui sont parfaitement acclimatés et se livrent sans danger à l'agriculture sous le climat terrible des Antilles. Il en est de même dans l'Amérique du Sud, où les Canariens ont particulièrement prospéré, car ils résistent victorieusement aux épidémies. M. Chil cite un certain nombre d'individus d'origine canarienne qui ont joué un grand rôle politique dans les républiques hispano-américaines.

M. Topinard tient à faire ses réserves à l'endroit de l'opinion attribu
M. Verneau sur la chevelure de la race de Cro-Magnon.

M. Bertillon est moins optimiste que les précédents orateurs à l'enc
de l'acclimatement des Européens en Algérie. Toutefois, la statistique a
rienne est si défectueuse qu'il est encore impossible d'en tirer des argum
pour ou contre l'acclimatement. M. Ricoux (de Philippeville), qui a fait
travaux sérieux sur sa ville natale, a constaté cependant que les Français
acclimataient, mais que les Italiens, les Maltais et les Espagnols y pro
raient. (1)

M. G. Lagneau. — Outre les intéressantes recherches statistiques relativ
Philippeville de M. Ricoux, citées par M. Bertillon, les recherches statisti
de M. Vallin, relatives à l'ensemble de l'Algérie, bien que reposant sur
documents officiels, qui, ainsi que l'observait notre Président, sont loin d'
parfaits, montrent que les Européens s'y acclimatent de mieux en mieux. I
la plupart, la natalité excède la mortalité. Les familles de descendants d
ropéens, nés en Algérie, sont surtout très-prospères. Les Maltais, les E
gnols et les Français du littoral méditerranéen y vivent et s'y perpétu
parfaitement. Toutefois, les Allemands, les Européens de race germani
septentrionale sembleraient encore éprouver de grandes difficultés à s'y c
des familles, à moins qu'ils ne s'unissent à des femmes espagnoles, ou à
femmes du midi de l'Europe.

Il y a longtemps, quelques années après l'occupation française de l'Algé
tout en étant frappé, ainsi que Boudin de la difficulté qu'alors les Europé
avaient à s'acclimater dans le nord-ouest de l'Afrique, M. N.-J. Périer, a
remarqué que nos compatriotes des départements méridionaux résistai
mieux que les autres aux mauvaises conditions telluriques et climatériques
l'Algérie ; aussi demandait-il qu'on n'y envoyât que des troupes entièren
recrutées dans ces départements (2). En effet, le recrutement de nos régim
par régions territoriales, au point de vue de la santé des soldats, pour
avoir d'heureux résultats.

M. de Pietra Santa croit que, comme il l'a démontré depuis longte
(1860), comme les études nouvelles l'ont constaté d'une manière scientifiq
il est permis de formuler les conclusions suivantes :

1° L'acclimatement de l'Européen en Algérie est un fait réel, incontestal

2° Cet acclimatement se fera dans des conditions d'autant plus favorab
que l'immigré et le colon voudront s'astreindre aux règles salutaires édict
par l'hygiène privée et l'hygiène publique ;

3° Les idées de fusion de sang français et de sang arabe (Kabyles-Arat
Maures, Kolouglis), les velléités d'empire arabe, ne sont que de malheureu
utopies ;

---

(1) Réné Ricoux : Contribution à l'étude de l'acclimatement en l'Algérie, 1874. — E. Vall
Mouvement de la population européenne en Algérie : *Annales d'hygiène et de méd. lég.*, mai 1
2ᵉ série, t. XLV, p. 409-446.

(2) Périer : De l'acclimatement en Algérie : *Annales d'hygiène et de méd. lég.*, 1845, t. XX
334, et tirage à part, p. 36. — *De l'Hygiène en Algérie*, t. I, ch. II, art. 1, § 5, p. 98 et art
p. 113 dans *Exploration scientifique de l'Algérie pendant les années 1840-1842*, Paris, 1847.

4° Les seuls croisements à favoriser, parce qu'ils sont plus faciles, plus immédiats, plus susceptibles de fournir dans un avenir prochain une race française acclimatée, sont ceux qui auront pour facteurs des rameaux de la race latine du bassin méditerranéen et plus spécialement des Provençaux, des Corses, des Languedociens, des Maltais, des Espagnols, etc.;

5° Ainsi constituée, cette race franco-algérienne, fille de la France, sœur des autres puissances latines, leur donnant la main, formera un faisceau complet et deviendra le meilleur boulevard contre les envahissements du flot montant du germanisme!

M. Berchon fait remarquer que, contrairement à ce qui a été dit, les Basques aujourd'hui ne quittent plus leur pays sans esprit de retour. Ils y reviennent au contraire le plus souvent.

39

ASSOCIATION FRANÇAISE
POUR L'AVANCEMENT DES SCIENCE

EXTRAIT DES STATUTS ET RÈGLEMENT

STATUTS.

ART. 4. — L'Association se compose de membres fondateurs et de men
ordinaires; les uns et les autres sont admis, sur leur demande, par le Coi

ART. 6. — Sont membres fondateurs les personnes qui auront sousc
une époque quelconque une ou plusieurs parts du capital social : ces ¡
sont de 500 francs.

ART. 7. — Tous les membres jouissent des mêmes droits. Toutefois,
noms des membres fondateurs figurent perpétuellement en tête des 1
alphabétiques, et les membres reçoivent gratuitement pendant toute leur
autant d'exemplaires des publications de l'Association qu'ils ont souscri
parts du capital social.

RÈGLEMENT.

ART. 1er. — Le taux de la cotisation annuelle des membres non fou
teurs est fixé à 20 francs.

ART. 2. — Tout membre a le droit de racheter ses cotisations à venir
versant une fois pour toutes la somme de 200 francs. Il devient ainsi mem
à vie.

Les membres ayant racheté leurs cotisations pourront devenir memb
fondateurs en versant une somme complémentaire de 300 francs. Il sera loisi
de racheter les cotisations par deux versements annuels consécutifs
100 francs.

La liste alphabétique des membres à vie est publiée en tête de chaq
volume, immédiatement après la liste des membres fondateurs.

Les souscriptions sont reçues :
Au SECRÉTARIAT, 76, rue de Rennes.

Les souscriptions des membres fondateurs peuvent être versées en une seule foi
ou en deux versements de chacun 250 francs.

IMPRIMERIE CENTRALE DES CHEMINS DE FER. — A. CHAIX ET Cᵉ, RUE BERGÈRE, 20, A PARIS. — 10531-1